APERÇU

PROPRIÉTÉS DE LA SOURCE THERMALE SULFUREUSE

DE SAINT-SAUVEUR

(HAUTES-PYRÉNÉES).

Docteur en médecine.

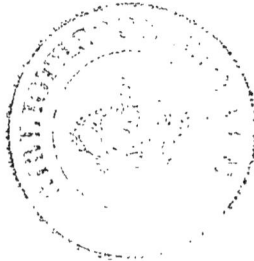

RIGNOUX, IMPRIMEUR DE LA FACULTÉ DE MÉDECINE,
rue Monsieur-le-Prince, 29 *bis*.

1845

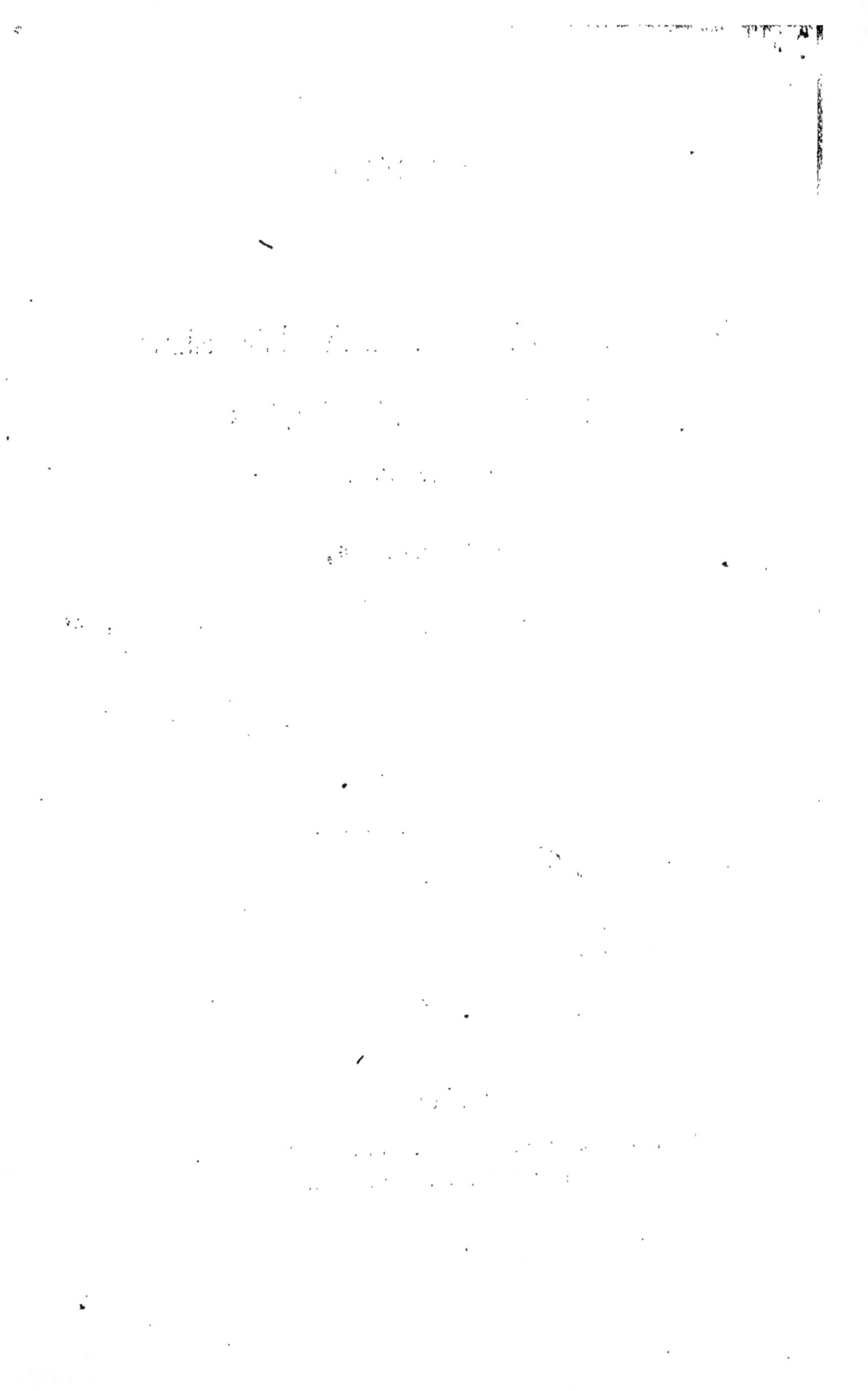

Les ouvrages que nous possédons sur les eaux thermales sulfureuses parlent si superficiellement des vertus de chacune d'elles, qu'il est presque impossible à un médecin qui n'a pu observer les résultats qu'on obtient par leur usage de savoir sur quelle source il doit de préférence diriger les malades, et il se trouve ainsi privé d'un agent thérapeutique dont il retirerait d'immenses avantages (1).

Ayant par ma position eu la faculté d'observer les effets produits par les eaux de Saint-Sauveur, et de consulter le recueil de ceux observés par mon père, inspecteur de cet établissement depuis plus de vingt ans, j'ai entrepris ce petit travail, dans lequel je me suis proposé de déterminer les cas pathologiques qu'on peut combattre par leur usage.

Ce n'est pas par la connaissance des différents corps qui concourent à la formation des sources minérales sulfureuses qu'on peut toujours se rendre compte de leur mode d'action ; la chimie nous démontre qu'elles sont le résultat de la combinaison de telles et telles substances. En faisant un composé semblable de ces divers ingrédients, on devrait obtenir un agrégat jouissant des mêmes propriétés que celui que nous donne la nature ; les bains artificiels devraient par conséquent produire les mêmes effets que ceux des sources. Qu'observe-t-on pourtant sur l'usage des bains artificiels de Baréges, tant employés aujour-

---

(1) M. Patissier, dans son excellent ouvrage sur les eaux minérales, parle des vertus des diverses sources sulfureuses ; mais il est à regretter qu'un homme qui, par le rang élevé qu'il occupe dans la science, aurait presque imposé son opinion, n'ait pas établi des caractères plus tranchés entre leur mode d'agir, et par suite démontré leur spécialité.

d'hui? Un seul praticien pourrait-il citer une cure, presque miraculeuse, pareille aux nombreuses qu'on obtient chaque année dans cet établissement thermal? Le chimiste doit encore ignorer la vraie composition des eaux sulfureuses; quelque chose échappe à son analyse, et ce quelque chose, il ne pourra jamais le remplacer dans ses préparations.

Et de plus, ne faut-il pas accorder une certaine influence aux gaz qui se dégagent des eaux naturelles? Ces gaz, si le préparateur pouvait les produire dans les eaux artificielles, comment en provoquerait-il un dégagement analogue à celui qui se fait dans les eaux naturelles, et par suite de manière à ce qu'ils pussent agir sur les parties du sujet qui se baigne?

La vertu que les eaux sulfureuses naturelles doivent à la présence des gaz, les eaux artificielles ne peuvent la posséder, pas plus que ces mêmes eaux sulfureuses naturelles, qui, lorsqu'elles ne jouissent pas d'une température assez élevée, doivent être chauffées avant de les employer.

Je reproduis ici un passage de l'ouvrage de mon grand-père (1), où il parle de la manière d'agir des gaz, qu'il appelle vapeur sèche. Après avoir cité les désordres qu'ils causeraient s'ils étaient absorbés, il dit :

« Leur effet n'a donc lieu que sur la surface du corps « ou celle de la partie exposée à leur action : ce sont des « émanations, ou plutôt un souffle qui s'étend en tout sens, « qui frappe le corps et disparaît pour être remplacé par « d'autres. De ce choc toujours renaissant, de ce brosse- « ment léger, mais continuel, résulte une impression de « mouvement sur les houpes nerveuses : celles-ci sont ti- « tillées, agréablement agacées, et communiquent leur état « d'excitement au reste du système, d'après les lois con- « nues de l'économie animale. »

L'analyse nous a démontré la présence des mêmes corps constituants dans les eaux sulfureuses des Pyrénées; faut-il, d'après cela, attribuer leur variété d'action à la disproportion parfois si minime de ces mêmes corps, ou bien à la différence de température? Il serait certainement

(1) *Observations sur la source thermale de Saint-Sauveur*, par Fabas; 1808.

absurde d'établir une dissimilitude totale entre tous les effets produits par chacune d'elles ; il faut leur accorder des propriétés communes à un degré d'activité plus ou moins fort, mais il ne faut pas leur refuser une certaine spécialité que l'observation a révélée, et dont le raisonnement chercherait en vain la cause. C'est ce qui fait probablement qu'on trouve beaucoup de médecins qui leur refusent toute vertu plus spéciale à l'une qu'aux autres, et qui conseillent aux malades, de quelque nature que soit leur affection, l'usage d'une source quelconque ; ou bien qui leur prescrivent des bains dans deux, trois, quatre établissements, pendant quinze jours dans chaque. Il arrive parfois alors qu'un malade, esclave de l'ordonnance de son médecin, abandonne une source qui lui ferait le plus grand bien pour en aller prendre une autre qui lui sera contraire, et à la fin de la saison il est dans le même état qu'au commencement.

Le meilleur moyen pour guider un praticien serait d'établir des règles fixes qui pussent faire connaître dans quels cas il doit ordonner à ses malades une des sources sulfureuses. Ces règles, je crois, se trouveraient sans trop de difficulté, si chaque inspecteur ne voulait faire des eaux qu'il dirige le remède de tous les maux qui affligent l'humanité.

N'ayant eu la faculté d'observer que les effets produits par les eaux de Baréges et de Saint-Sauveur, j'énoncerai plus loin deux principes qui me semblent pouvoir servir à caractériser la généralité des cas pathologiques auxquels elles conviennent l'une ou l'autre.

———

SAINT-SAUVEUR, ses eaux, etc.

Saint-Sauveur est un petit bourg situé à l'angle occidental du triangle formé par la petite plaine de Luz. Son élévation est de 770 mètres au-dessus du niveau de la mer. Il ne comprend qu'une seule rue formée par deux rangées de maisons, les unes adossées contre la montagne d'où jaillit la source, les autres suspendues pour ainsi dire au-dessus du gave de Gavarnie, qui roule à une profondeur de 250 pieds.

On ne sait trop à quelle époque rapporter la découverte de la source de Saint-Sauveur. Longtemps avant la construction d'un établissement, les habitants de la vallée, qui semblaient avoir pour ses eaux une certaine prédilection sur celles de Baréges, venaient se baigner dans une espèce de piscine, pour mieux dire de réservoir creusé dans le roc, où elles venaient se jeter. Les magistrats de la vallée, témoins des cures qu'elles opéraient, firent enfin construire des cabinets de bains fort incommodes et en très-petit nombre; car à cette époque toute leur attention était tournée vers Baréges, dont la réputation était déjà faite.

Longtemps encore ces baignoires ne reçurent d'autres malades que les Barégeois. Il fallut la cure de l'abbé de Bézégua, professeur à l'université de Pau, pour qu'elles acquissent une réputation capable d'y appeler les étrangers.

Atteint depuis longtemps de souffrances continuelles à la région des reins et sur le trajet des uretères, l'abbé de Bézégua s'était rendu à Baréges, où il espérait que les eaux triompheraient de sa maladie. Mais ses douleurs étant devenues plus intenses dès les premiers jours, il descend à Luz, et de là se fait porter chaque matin à Saint-Sauveur pour prendre des bains, qui, en peu de temps, le délivrèrent de son affection néphrétique. Reconnaissant et enthousiaste, il écrit un mémoire sur la vertu de cette source sulfureuse; et c'est depuis cette époque que nous avons vu chaque année un plus grand concours de baigneurs, et des maisons magnifiques s'élever pour les recevoir.

L'établissement thermal de Saint-Sauveur ne possède qu'une seule source, qui fournit 44 mètres cubes d'eau dans les vingt-quatre heures. Elle alimente une douche, une buvette et seize baignoires. L'eau en est claire, limpide, onctueuse au goût et au toucher. Lorsqu'on l'expose à l'air, il se fait un dégagement considérable de gaz, et elle finit par perdre son odeur et sa saveur. Ce dégagement de gaz est d'autant plus considérable qu'on la puise plus près de l'endroit où elle jaillit. Prise au griffon (1), elle présente presque de l'effervescence.

(1) On appelle *griffon* l'ouverture par où elle s'échappe du sein de la terre.

La sensation de matière grasse qu'elle produit en y plongeant la main est occasionnée par la grande quantité de barégine ou glairine (1) qui s'y trouve en suspension. C'est cette matière qui doit aussi lui donner cette vertu tempérante qu'elle possède à un si haut degré.

Je ne puis m'empêcher de parler ici d'un phénomène physique assez surprenant que j'ai trouvé consigné dans l'ouvrage de mon grand-père, et dont l'explication ne peut se donner, comme il l'a fait, qu'en supposant que cette grande quantité de matière organique que contiennent les eaux de Saint-Sauveur fasse que ces dernières se comportent de la même manière que les liquides oléagineux.

« Les eaux minérales, dit-il, perdent à l'air libre plus ou « moins vite leurs principes volatils, à proportion du ca- « lorique qui les anime; ainsi les eaux les plus chaudes à « la source sont celles qui se volatilisent le plus tôt : d'a- « près quelques expériences, une bouteille d'eau de la « douche de Baréges, exposée à l'air libre, est sans goût « et sans odeur quelques minutes avant celle de Saint-Sau- « veur soumise à la même épreuve. Il est encore certain « que cette dernière, quoique moins chaude que celle de « Baréges d'environ 7 degrés, se refroidit plus lentement « que celle-ci. »

Modes d'administration des eaux de Saint-Sauveur.

Les eaux de Saint-Sauveur, pendant longues années, n'ont presque été employées qu'à l'extérieur. Mon père lui-même, ayant adopté les idées de ses prédécesseurs, ne les ordonnait que bien rarement à l'intérieur les premières années de son inspection. La raison qu'on n'employait pas l'eau de cette source en boisson n'était autre que la difficulté, parfois l'impossibilité qu'éprouvent beaucoup de malades pour la digérer, difficulté qui doit provenir de la grande quantité de barégine qu'elles contiennent. Dans pareil cas, l'expérience a démontré à mon père qu'on peut cependant accoutumer l'estomac à sa pré-

---

(1) Matière organique dont la composition est inconnue, et qui se présente sous forme de flocons grisâtres.

sence, et parvenir insensiblement à lui en faire opérer parfaitement la digestion. Pour atteindre ce but, il faut la prescrire coupée avec du lait ou de la tisane appropriée, et en quantité proportionnée à la difficulté qu'éprouve le malade lorsqu'il la prend pure.

A l'extérieur, les eaux de Saint-Sauveur s'emploient en bains, douches, injections et lotions, comme celles des sources sulfureuses en général.

L'appareil de la douche ordinaire de Saint-Sauveur se compose, comme celui des autres établissements thermaux, d'un robinet simple auquel on peut adapter des allonges, suivant qu'on veut modifier le jet de l'eau. Il sert à administrer les douches qu'on appelle descendantes, c'est-à-dire qui frappent de haut en bas.

Mais outre celui-là, Saint-Sauveur possède encore un autre appareil qui ne se trouve peut-être pas ailleurs dans les Pyrénées, et qui sert à administrer les douches qu'on appelle ascendantes, c'est-à-dire les douches dont le jet frappe de bas en haut. Il sert aussi à faire des injections à jet continu, soit dans le vagin, soit dans le rectum, lorsque ces parties sont le siége de certaines affections. Ce dernier appareil est formé d'après le principe des vases communiquants : il se compose d'un cylindre creux en cuivre, armé d'une clef de robinet à sa partie supérieure. La longueur de ce tube est de 7 à 8 pieds. Il part du niveau de la source, descend perpendiculairement jusqu'au sol, où il se recourbe à angle droit. Il mène l'eau d'une hauteur de 5 pieds et demi. La partie qui vient après la courbure est parallèle au sol; à son extrémité, recourbée encore à angle droit, se trouve un pas de vis auquel s'adaptent des allonges en cuivre de formes très-variées. Pour faire les injections, on se sert de canules en gomme élastique.

Comparaison entre les eaux de Baréges et de Saint-Sauveur.

Le résultat de l'analyse de ces deux sources faite par Longchamps (1) donne par litre :

Celle de Baréges.		Celle de Saint-Sauveur.	
Azote.	0,004	Azote.	0,004
Sulfure de sodium .	0,042100	Sulfure de sodium. .	0,025360
Sulfate de soude . .	0,050040	Sulfate de soude. . .	0 038680
Chlorure de sodium .	0,040050	Chlorure de sodium .	0,073598
Silice	0,067826	Silice	0,050710
Chaux.	0,002902	Chaux.	0,001847
Magnésie.	0,000344	Magnésie.	0,000242
Soude caustique. . .	traces.	Soude caustique. . .	0,005201
Barégine	———	Potasse caustique . .	traces.
Ammoniaque. . . .	0,208364	Barégine	———
		Ammoniaque. . . .	0,195638

D'après ces analyses, on voit que les substances qui concourent à la formation de l'eau de ces deux sources sont identiques, avec une légère différence de proportion. La température de la source la plus chaude de Baréges est de 42° centigrades , celle de la source de Saint-Sauveur est de 34°,60 centigrades. N'ayant pas d'autres données, quelle opinion se formerait un médecin ? Pourrait-il se figurer leur variété d'action ? S'imaginerait-il qu'un malade obtient par l'usage de l'une un bien considérable, parfois presque instantané, tandis que par l'usage de l'autre il obtiendra des effets lents, nuls, parfois même il aggravera son état. Les sujets atteints de rhumatismes chroniques, d'affections herpétiques anciennes (2), si avantageusement traités par les eaux de Baréges , offrent assez souvent des cas contre lesquels celles-ci sont impuissantes, alors que celles de Saint-Sauveur en triompheront très-facilement. Et combien de malades, après deux, trois mois de séjour aux bains sans amélioration notable dans leur état, partent d'un établissement thermal lorsque le voisin les eût guéris peut-être, mais presque toujours considérablement soulagés !

(1) Annuaire de 1831.
(2) Les eaux de Baréges contiennent cependant une plus grande quantité de soufre que celles de Saint-Sauveur, et le soufre est regardé comme le principe agissant contre ce genre d'affection.

Quelle conclusion tirer de pareils faits? C'est que les médecins devraient, comme lorsqu'ils veulent employer tout autre agent thérapeutique, consulter la constitution, le tempérament, l'âge de l'individu, et d'après cet examen choisir la source qui leur semblerait la mieux en rapport avec lui. Malheureusement beaucoup sont trop portés à regarder les eaux comme un moyen curatif tout à fait illusoire. Idée préconçue, erreur que les résultats détruiront.

Les règles que je déduis des observations que j'ai pu prendre sur les effets des deux sources qui nous occupent sont en général :

Un individu à fibre lâche, chez lequel la lymphe prédominera, obtiendra de bons résultats à Barèges ;

Un individu au contraire à fibre serrée, et chez lequel l'élément nerveux prédominera, aura tout à espérer des eaux de Saint-Sauveur.

Propriétés reconnues aux eaux de Saint-Sauveur.

Il ne suffit pas pour caractériser les diverses propriétés des eaux sulfureuses de dresser une statistique exacte de tous les cas de guérison auxquels elles ont contribué. Il faut accorder aussi dans un grand nombre de cures leur part aux conditions hygiéniques que présentent presque tous les établissements thermaux des Pyrénées. L'air, la nourriture, la promenade, les émotions agréables que provoque l'aspect du pays, tout est médicamenteux, surtout pour les malades qui viennent des grandes villes. Saint-Sauveur est sans comparaison l'établissement le plus heureusement situé sous tous les rapports, et où l'hygiène trouve par conséquent le plus d'éléments réunis. Aussi voit-on de bons effets rapides, souvent inespérés, produits chez les sujets dont la constitution est ruinée à tel point, qu'on peut même parfois les croire incapables de supporter l'action des bains.

Non-seulement tout ce qui entoure les malades, mais les eaux mêmes paraissent dans ces cas jouir d'une vertu tonique et stimulante très-favorable. Chaque jour, en effet, les médecins du pays ordonnent les bains de Saint-Sauveur, et en obtiennent les plus heureux résultats,

lorsque, après une longue et grave maladie, les organes
du sujet, considérablement affaiblis, ne peuvent plus
fonctionner avec une énergie proportionnelle aux besoins
du convalescent.

Le cercle des maladies cédant à l'action seule des eaux
sulfureuses est assez restreint. Elles ne doivent souvent
être regardées que comme un secours accessoire qu'on
associe avantageusement à d'autres remèdes appropriés.
Parfois aussi elles disposent simplement les organes à
recevoir, à élaborer convenablement un médicament qui,
sans leur concours, n'aurait peut-être pas produit d'effet.

Mais pour caractériser les propriétés d'une source
sulfureuse, il ne faut avoir égard qu'aux effets, qui pro-
voquent seuls, sans le secours de l'art, la guérison de certaines maladies, quels que soient l'âge, le sexe, le tempérament des malades. L'observation seule a pu révéler ces
propriétés. Les résultats obtenus par les eaux de Saint-
Sauveur prouvent qu'elles sont

1° Vulnéraires détersives,
2° Savonneuses fondantes,
3° Dépuratives,
4° Diurétiques,
5° Lithontriptiques,
6° Antispasmodiques toniques.

(Cette division est celle qui a été établie par mon grand-
père.)

N'ayant d'autre but que celui de faire connaître les
vertus spéciales de la source de Saint-Sauveur, je ne
traiterai pas une à une les diverses propriétés qu'on lui a
reconnues et que nous venons d'énumérer. Il en est parmi
elles certaines que possèdent les autres sources sulfureuses, et qui se présentent dans celle-ci avec un degré
d'activité plus faible que dans bien d'autres, que dans
celle de Baréges surtout.

Toutes les eaux sulfureuses sont vulnéraires, fondantes,
dépuratives. Sous le rapport de ces dernières propriétés,
il est des observations curieuses, des effets produits par
celles de Saint-Sauveur, mais pas de remarquables, sur-
prenants même, pareils à ceux qu'on a pu observer à
Baréges. Il n'est pas en effet de source qui jouisse,
comme cette dernière, de cette supériorité de vertu
chaque fois qu'il s'agit de blessure, de désordres occa-

sionnés par des coups de feu, d'ulcères, de fistules et autres lésions résultant d'un vice scrofuleux, chaque fois qu'il faut déterminer une inflammation locale intense ou établir un travail éliminatoire.

Mais cette activité même nous démontre le danger qu'il y aurait à les employer dans des cas d'ulcérations ou autres lésions externes, et surtout internes, chez des sujets qui ont une disposition inflammatoire, une sensibilité excessive du système nerveux. En pareils cas les eaux de Saint-Sauveur doivent être préférées. La vertu tempérante qui les caractérise fait qu'elles ne risquent pas d'établir des désordres qui pourraient devenir funestes. Aussi seront-elles toujours bien indiquées dans les cas d'engorgements de certains viscères tels que le foie et la rate, dans les cas d'inflammations chroniques des muqueuses.

Parmi ces dernières surtout, nous trouvons les bronchites, maladies parfois fort difficiles à guérir, et contre lesquelles les eaux de Saint-Sauveur agissent si avantageusement, que tous les auteurs d'ouvrages sur les eaux thermales lui ont accordé cette spécialité. Les sujets atteints de gastro-entérites chroniques, affections souvent si rebelles, trouvent parfois aussi leur guérison à Saint-Sauveur.

Propriétés particulières des eaux de Saint-Sauveur.

Elles sont *lithontriptiques* et antispasmodiques toniques.

La vertu *lithontriptique* est reconnue aux eaux de Saint-Sauveur d'une manière incontestable. La grande variété de composition des calculs urinaires ne me permettrait cependant pas de citer des observations à l'appui. Celles-que je pourrais reproduire en effet me paraissent incomplètes, attendu qu'elles ne donnent pas l'analyse chimique des matières pulvérulentes ou petits graviers rendus par les malades; et on ne peut pas admettre que ces eaux aient la propriété de dissoudre un calcul, ou de détruire la cohésion des molécules qui le composent, quelle que soit sa nature. Il reste par conséquent une étude fort importante à faire à ce sujet, et indispensable pour traiter de la vertu lithontriptique de cette source.

L'affection calculeuse n'est pas la seule maladie des organes génitaux urinaires avantageusement traitée par les eaux de Saint-Sauveur. Dans toutes les lésions provenant du défaut de tonicité, elles seront toujours bien indiquées. Les effets qu'elles produisent chaque jour prouvent qu'elles ont une action favorable toute spéciale sur ces organes. Les femmes surtout, chez lesquelles les troubles des fonctions de l'appareil génital sont si fréquemment la cause déterminante de désordres dans le reste de l'économie, nous offrent chaque saison grand nombre d'observations qui prouvent cette influence particulière des eaux qui nous occupent. On voit souvent chez elles des affections jugées par des crises survenues du côté de cet appareil.

Il ne sera pas déplacé de parler ici d'une maladie, pour mieux dire d'une infirmité, se montrant indifféremment dans l'un et l'autre sexe, et dont les conséquences sont souvent indispensables pour le maintien de la santé; je veux parler du flux hémorrhoïdal. Le type périodique qu'il revêt chez certains sujets, lui donne une grande analogie avec la menstruation, et dans ces cas sa suppression peut donner lieu à des accidents graves. Les désordres causés alors chez un individu ne peuvent parfois être arrêtés qu'en rétablissant la perte telle qu'elle était primitivement, et les moyens pour y parvenir font souvent défaut à la médecine. On voit chaque saison bon nombre de malades de ce genre venir réclamer les secours des eaux de Saint-Sauveur, et peu partent de cet établissement sans avoir à se louer des effets qu'ils ont obtenus.

La leucorrhée, maladie si fréquente et qui occasionne des troubles si graves dans l'économie, est avantageusement combattue par les bains et douches de Saint-Sauveur. Si on ne parvient pas toujours à obtenir une guérison complète, on obtient une diminution de son intensité, une amélioration notable dans l'état général, le rétablissement dans les fonctions des organes altérés secondairement. On prévient ainsi des maladies souvent engendrées par la leucorrhée, l'anémie, la chlorose, affections assez graves par elles-mêmes, et qui sont toujours à redouter chez des sujets dont l'organisme est ruiné ou considérablement affaibli par un travail morbide tel que celui qui provoque l'écoulement leucorrhéique.

La chlorose en général, et surtout celle qui est occasionnée par la non-apparition ou la suppression des menstrues, cède souvent à l'action des eaux de Saint-Sauveur à l'extérieur, jointes à l'eau ferrugineuse de Viscos pour boisson (1).

Comme presque toutes les femmes atteintes de leucorrhée ou chlorose qui viennent prendre les eaux de Saint-Sauveur présentent toujours des troubles dans le système nerveux, que la majeure partie arrivent même spécialement pour guérir des affections nerveuses auxquelles elles sont sujettes par suite de ces maladies, je placerai les observations que je pourrais citer pour prouver leur efficacité dans les cas de leucorrhée et chlorose, avec celles qui serviront à prouver leur vertu antispasmodique. Parmi celles-là nous classerons encore celles qui nous démontreront les propriétés vulnéraire, dépurative, etc., si efficaces de cette source, chez les sujets dont la susceptibilité de l'innervation est si grande, que le système nerveux se ressent presque toujours des lésions pathologiques qu'ils présentent.

Vertu antispasmodique.

Cette vertu, comment l'expliquer? Dans les cas d'éréthisme, on peut bien rapporter les bons effets de cette source à la qualité de ses eaux onctueuses et tempérantes; mais dans les cas d'affections nerveuses coïncidant avec un état de faiblesse générale, comment agissent-elles? Cette détente qu'elles produisent dans le premier cas, et qui est alors si favorable, serait incontestablement nui-

(1) Cette source ferrugineuse est distante de 5 kilomètres environ de Saint-Sauveur. Mon père, qui l'a préconisée, ne néglige jamais dans ses prescriptions de donner le conseil de la boire sur les lieux mêmes où elle jaillit : il procure ainsi aux malades la distraction de la promenade, secours hygiénique qui, dans la plupart des cas qui réclament la boisson de cette eau, est indispensable pour le rétablissement du sujet. L'apathie, l'insouciance qui s'emparent des individus chlorotiques surtout, leur ferait souvent, si telle n'était l'ordonnance du médecin, négliger un exercice dont ils doivent attendre d'excellents résultats.

sible dans le second, qui ne reconnaît peut-être d'autre cause que le relâchement considérable des tissus.

L'explication qu'a donnée mon grand-père de l'action des eaux de Saint-Sauveur dans les maladies du système nerveux me paraît convaincante. Il dit :

« Ces deux effets contraires, provenant de l'immersion « dans les bains d'eau minérale de même nature, ne peu- « vent rigoureusement s'expliquer qu'en réfléchissant sur « ce mécanisme d'impression qui a lieu sur la personne qui « se baigne. En effet, le bain frais resserre la peau, fronce « les vaisseaux absorbants, et s'oppose à ce que les vapeurs « humides pénètrent dans le corps et y produisent le relâ- « chement; ce sont donc les vapeurs sèches et l'impression « du froid qui agissent seulement, et procurent les effets « qui leur sont propres. Il en est tout autrement du bain « tempéré, dont la douce chaleur et l'impression agréable « qui en résultent invitent tous les pores à recevoir les va- « peurs minérales et à les introduire dans l'intérieur du « corps. »

Elles peuvent par conséquent, entre les mains d'un homme qui sait bien les ordonner, être favorables dans toutes les maladies du système nerveux, qu'elles exigent une médication débilitante, calmante ou tonique. Il est rare en effet de trouver des névralgies qui ne soient gué- ries, ou dont l'intensité ne soit considérablement di- minuée par l'usage des eaux de Saint-Sauveur, soit que la cause reste inconnue, soit qu'on puisse la rapporter à des affections herpétiques, rhumatismales, laiteuses, sy- philitiques.

Les sujets qui ont toujours eu à se louer de l'emploi des bains de Saint-Sauveur sont ceux chez lesquels il existait une grande irritabilité de toutes les parties à la suite de l'exercice de l'encéphale porté à l'excès. La vie de cabi- net, lorsqu'elle exige un grand travail, beaucoup d'assi- duité, une grande contention d'esprit, finit par dénaturer les fonctions, et jette le trouble dans l'économie. Des af- fections s'engendrent, elles sont d'autant plus graves qu'elles se développent lentement, et qu'on y donne moins d'attention. Si, avant d'avoir acquis le degré de gravité né- cessaire pour que la vie du sujet se trouve menacée, on essaye d'arrêter ces désordres, la trop grande irritabilité des organes rend souvent la médecine impuissante, et c'est dans des cas semblables que les eaux de Saint-Sauveur doivent être prescrites sans retard. Elles calment cette surexcitation qui existe, tonifient les organes, et le médecin peut alors prescrire des agents thérapeutiques inutiles, parfois même nuisibles avant l'emploi des bains, et qui après et avec eux agissent favorablement.

La vertu antispasmodique ne peut être contestée à la source qui nous occupe : chaque jour on peut se convaincre de son existence. Dans certaines maladies nerveuses, les gastralgies par exemple, on voit dès les premiers bains les symptômes diminuer d'intensité, disparaître même. Chez les malades atteints de rhumatismes nerveux, il n'est pas rare de voir les douleurs se dissiper immédiatement après l'immersion de la partie.

Les observations que j'ai recueillies feront le sujet d'un second travail. Je les ferai paraître suivant l'ordre adopté dans ce petit opuscule. Il me restera alors à parler aussi de deux autres sources sulfureuses qu'on nomme Hontalade et Buë, dont la boisson produit d'excellents résultats.

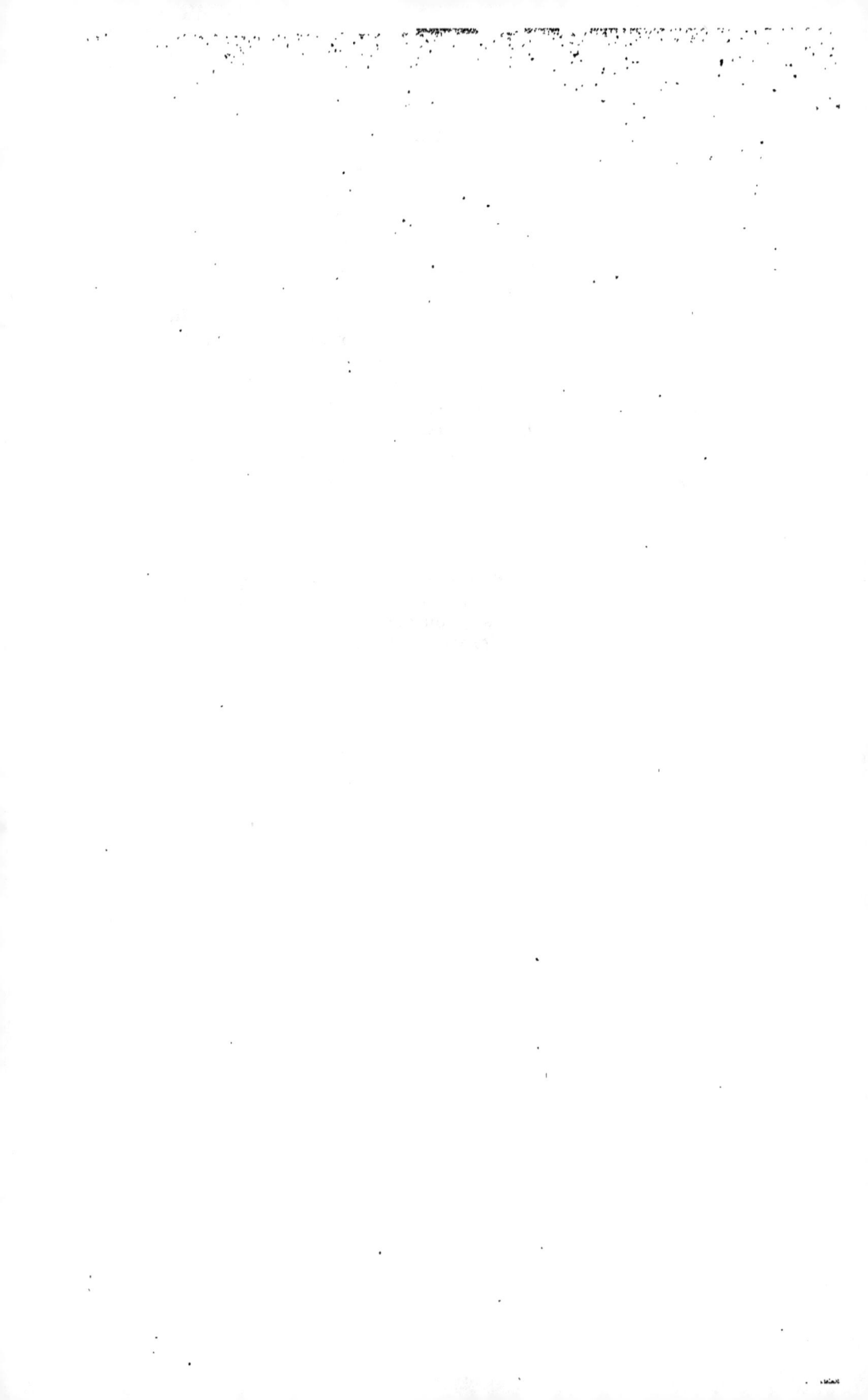